LA PROPHYLAXIE

DES MALADIES VÉNÉRIENNES

par la Religion musulmane

PAR

Le Dr PORTUCALIS

DE CONSTANTINOPLE

SPÉCIALISTE DES MALADIES VÉNÉRIENNES

PARIS
A. MALOINE, ÉDITEUR
23-25, RUE DE L'ÉCOLE-DE-MÉDECINE, 23-25

1900

LA PROPHYLAXIE

DES MALADIES VÉNÉRIENNES

par la Religion musulmane

LA PROPHYLAXIE
DES MALADIES VÉNÉRIENNES

par la Religion musulmane

PAR

Le Dr PORTUCALIS

DE CONSTANTINOPLE

SPÉCIALISTE DES MALADIES VÉNÉRIENNES

PARIS
A. MALOINE, ÉDITEUR
23-25, RUE DE L'ÉCOLE-DE-MÉDECINE, 23-25

1900

LA PROPHYLAXIE
DES MALADIES VÉNÉRIENNES
par la Religion musulmane

par le Docteur PORTUCALIS, de Constantinople

La religion musulmane considère les fonctions génésiques comme un acte purement nécessaire et indispensable, comme les autres fonctions physiologiques.

Cette fonction a ses heures, ses lieux, ses principes d'hygiène bien appropriés, bien fixés et arrêtés d'avance, s'exerçant seulement avec la femme de son choix et permis par le mariage.

Tandis que chez les chrétiens cet acte, sous le régime de la fausse civilisation et de la mode, est devenu un penchant brut, abusif, s'exerçant à toute heure, dans tout lieu, sans aucun principe d'hygiène, avec la première venue et a donné lieu à ces terribles et contagieuses maladies que l'on appelle maladies vénériennes, et qui font à elles seules de jour en jour plus de ravages que toutes les autres maladies.

Le Turc étant encore la nation la plus obéissante aux principes de sa religion qui a arrêté par des lois précises tous les actes animaux et moraux. Ainsi le musulman a ses heures de dîner qui se fait seulement dans la salle à manger avec toutes les précautions possibles de ne pas se salir.

De même l'acte du coït aussi se fait dans des lieux appropriés que l'on appelle (le Harem), auquel seulement le mari a le droit de pénétrer comme sexe mâle et que ses femmes à lui seulement se font voir tandis que les étrangères s'y cachent.

Parmi les musulmans, l'adultère est encore une exception fort rare, voir des jeunes gens musulmans courir par ci par là aux femmes, accomplir l'acte avant leur mariage, est une rareté et se rencontre seulement dans les grandes villes. Tandis que malheureusement chez les chrétiens, au contraire, c'est la règle générale de voir les jeunes hommes courir nuit et jour à l'adultère et qu'ils considèrent comme une gloire de haut mérite d'accompagner aux lieux publics leur maîtresse pour être trop expérimenté au moment du mariage, et d'avoir passé plusieurs blennorrhagies, la syphilis et d'autres plus ou moins guéries.

Chez les musulmans la pudeur est à tel point que quelquefois au moment du mariage le mari ne connaît pas encore comment il doit accomplir son devoir conjugal, et que par la défense réligionnaire jamais les mariés n'oseraient voir les organes sexuels de leur compagnon, la cause en est pour augmenter la sensualité.

Par ces principes l'acte du coït de son état brutal, animal et instantané a été tellement élevé que, chez les musulmans, la société est basée sur cet acte devenu éminemment sublime, idéal, puissamment sensuel et poussé au plus haut degré par l'imagination.

Pour plus de clarté, divisant notre article en deux chapitres, nous allons les examiner en détail :

Chapitre I. — La religion musulmane empêche la contamination et la propagation des maladies vénériennes par la défense expresse :

1° De l'adultère.

2° De l'approche au moment des règles et de la grossesse.

Chapitre II. — La religion musulmane ordonne par principe d'hygiène :

1° La propreté sérieuse du corps.

2° La propreté des vêtements et des habitations.

3° Le mariage immédiatement après l'âge adulte.

4° L'épilation des poils de toutes les régions intimes.

5° L'ablution immédiate après le coït.

6° Les bains chauds du lendemain.

7° L'ablution anale, génitale, buccale, etc., chaque fois immédiatement après leur fonctionnement.

8° La circoncision.

CHAPITRE I

ARTICLE PREMIER

De l'adultère.

La religion musulmane prévoyant l'insuffisance d'une seule femme aux besoins de l'homme pour la procréation de l'espèce et pour les différentes faces des organes génitaux de la femme qui ne sont pas toujours et à tout moment aptes à l'acte par suite des menstrues, des grossesses et d'autres états maladifs, a permis la polygamie dans des conditions bien sévères ; mais a défendu trop sérieusement l'adultère.

Par suite le musulman n'étant pas habitué comme le chrétien à la vie des cafés, des cafés-concerts, des cafés-chantants, des théâtres, des dîners et des débauches de toute sorte, il cherche le bonheur et les charmes de la vie dans sa maison, dans son harem, où tous les plaisirs chastes sont à tout instant à sa disposition et à ses ordres et caprices. Tandis que le chrétien, pour remplir cette lacune de la monogamie qui est à l'état actuel de la société et de la civilisation trop inexcusable et inapplicable, a donné lieu à des licences, à des abus néfastes, à des discordes et à des séparations du corps qui ont aboutis à tant de malheurs, que les gouvernements par des lois y ont remédié malgré la défense de la religion chrétienne, en tolérant le divorse et de la sorte en remplissant une lacune, se sont rapprochés de la religion musulmane.

Autrement dit : Si nous comparons la vie exemplaire musulmane de la polygamie à la vie de débauche chrétienne de la monogamie d'aujourd'hui, nous trouverons que la première est en même temps plus limitée au point de vue de l'acte et du nombre des femmes, ayant éloigné tous les abus matériels et corruptions morales, comme avortement, infanticide qu'aucun gouvernement, malgré des lois trop sévères, n'a pu non seulement arrêter mais même limiter, et dont les conséquences et le contre-coup deviennent tellement terribles et alarmants et que les statistiques sont si effrayantes au point de vue de la mortalité, que les plus fanatiques commencent par s'alarmer et penser sérieusement à arrêter ce fléau de la dépopulation. Mais hélas ! nous ne pensons pas qu'on puisse y arriver par la cause que les jeunes gens d'aujourd'hui, par leur éducation sociale, par le besoin insatiable et incessant d'argent, par l'habitude à la vie de débauches et de licences, et par les lois trop indigestes de la religion sont poussés à vivre librement à l'état célibataire par le vagabondage, et flanent par ci par là sans aucun goût du mariage dont les dépenses les effrayent et les soucis les alarment, et que de la sorte il n'y a pas de bonheur familial, plus de vie familiale et que la maison est considérée par eux comme un hôtel et un restaurant.

La conséquence terrible de cette vie célibataire amène forcément la diminution des mariages, des naissances et de la population.

Tandis que d'autre part l'agglomération des jeunes filles célibataires devenant une charge trop lourde pour la famille, la misère y augmente, les séductions commencent et donnent lieu, à la place d'un mariage polygamique bien réglé, à des désordres sociaux, à des amourettes, à des maîtresses, à des entretenues, à des prostituées clandestines qui, par dégradation descendante, arrivent jusqu'à la prostitution la plus basse qui pullule dans les villes, qui communique les maladies vénériennes et devient un centre, un foyer de ce terrible fléau de l'humanité qui la décime et la dégrade.

Par suite de cet état de choses, le père qui n'a pas d'argent à acheter un mari à sa fille est condamné d'avance à arriver au malheur par la seule faute et le seul crime qu'il a des filles.

Cet état de choses est à tel point déplorable qu'il suffit pour le démontrer de mettre à jour la statistique officielle suivante :

« Dans un seul tribunal de Péra (faubourg européen de Constantinople) il y avait pendant un seul mois (130) procès de défloraison de virginité, de tromperie et d'attentat à la pudeur des filles chrétiennes, et que les séducteurs ne voulaient sous aucun point se marier avec elles.

Ce nombre ne représente qu'une très minime partie de tous les abus de ce genre et dont des milliers se passent sans donner lieu, comme en Europe, à aucun procès.

Si nous faisons le calcul de l'année et les multiplions au nombre des tribunaux de toute la ville et y ajoutons les cas insidieux, nous arrivons à un nombre tellement énorme que nous n'oserons prononcer devant vous.

Si à ce nombre effrayant de Constantinople on ajoute celui de toutes les villes, de tous les continents et de tous les pays, l'imagination s'arrêtera et l'esprit refusera de prononcer le nombre monstrueux.

La virginité matérielle et morale est beaucoup plus conservée chez nous qu'ailleurs et que l'âge de la défloraison en est beaucoup plus retardé.

D'après les écrits en Europe, on trouve rarement après l'âge de 15-17 ans de filles vierges, tandis que chez nous, même dans la basse classe, cette date est beaucoup plus surpassé et qu'on peut en trouver même plusieurs à l'âge de 20 à 25 ans.

Le prix de la défloraison en Europe ne diffère pas sensiblement du prix des autres visites, tandis que chez nous les matrones les exploitent à des prix de 100 à 1,000 francs aux riches amateurs.

La cause en est que nous nous trouvons en contact

direct des musulmans, dont la pudeur extrême nous garantissent jusqu'à un certain point de cette corruption qui est la conséquence de la civilisation erronée.

Avant une cinquantaine d'années, où nos communications avec l'Occident étaient très limitées, nos mœurs ne différaient nullement de celles des mulsulmans, mais depuis que nous nous sommes plus étroitement unis à l'Occident et que les échanges rapides des idées sont faits, ça a marché en grande galope et nous avons copié textuellement tous leurs vices, mais malheureusement pas encore leurs qualités. Nos apparences extérieures, nos costumes sont complètement européens et c'est tout.

Eh bien ! que deviennent toutes ces filles séduites et puis délaissées, ayant perdu leur seul capital, la virginité, et étant de la sorte jetées aux quatre vents sur le pavé, au gré du premier accrocheur ; elles viennent grossir le nombre déjà effrayant de la prostitution clandestine.

Cette statistique m'a fait rappeler l'histoire d'un vieux praticien assez bien connu de Paris qui, ayant été appelé pour un faux rapport donné par lui à une fille comme vierge, de comparaître devant le tribunal qui, prouvant au contraire que la fille avait été depuis longtemps déflorée, pour se défendre avance ceci :

« Depuis 50 ans que je fais la gynécologie, j'ai toujours considéré la virginité comme celle de mon rapport. » C'est-à-dire que notre confrère n'avait pu jamais rencontrer dans sa nombreuse clientèle une fille vierge exemplaire.

Que penser alors de cet état déplorable et alarmant? Comment y remédier? Nous répondrons humblement qu'il faut faire de deux choses l'une : ou bien accepter les saints préceptes de la religion musulmane et voter des lois pour leur exécution, ou bien accepter l'émancipation et accorder l'égalité complète devant les lois aux femmes pour qu'elles puissent se préserver et se garantir contre les abuseurs et trompeurs.

A coté de la monogamie religionnaire il faut créer et proclamer une *Polygamie sociale*, c'est-à-dire tout séducteur doit être responsable de ses actes et de leurs conséquences, comme il est responsable devant la loi de tout autre acte.

Il faut voter des lois bien simples et bien claires protégeant à outrance la jeune fille qui est le faible et agissant sévèrement contre le trompeur qui est le fort.

Les lois existantes étant faites par des hommes, ils se sont protégés trop, et la malheureuse fille rencontre des millions de difficultés insurmontables, se désespère et ne s'en plaint pas ; mais la suite leur étant funeste elles sont à jamais perdues.

La polygamie sociale doit être proclamée officiellement, les deux parties doivent en savoir les détails qui consistent en ceux-ci :

1° « Tout homme célibataire ou marié doit protéger matériellement et moralement, c'est-à-dire doit nourrir, habiller et loger l'objet de sa séduction comme sa femme légitime, jusqu'à ce qu'elle se marie religieusement avec un autre.

2° « Tout enfant né de ces unions doit-être considéré comme enfant légitime avec tous les droits et prérogations. »

La sublimité de cette loi se trouve dans sa sévérité. La punition de la séduction sera autant sévère, autant le séducteur pensera et pèsera mille et mille fois avant de commettre le crime.

Autrement les demi-mesures d'aujourd'hui n'aboutissent qu'à la prostitution et à la débauche.

Ainsi une fille vierge et chaste d'une bonne famille ayant été abusée par un vagabond après mille et mille promesses est délaissée.

Que peut-elle faire ? Quel soutient peut-elle avoir? Quelles sont les lois qui la protègent ? Quelle correction peut-elle obtenir ? Quelle espérance peut-elle nourir ? Quelle satisfaction la famille peut-elle attendre ? Si ce n'est le déshonneur et la souillure.

Pourquoi tant d'injustice ? Pourquoi tant de calamités ? Pourquoi tant de différence, protection de l'un, abandon de l'autre ? Pourquoi le jeune homme se glorifie, son avenir est sans tache ni nuage, sa place sociale est la même et sa famille reçoit les lauriers de la capacité de leur fils ? Tandis que la jeune fille, elle, à perdu son honneur, son avenir, sa place sociale, elle est déshonorée, délaissée, rejetée, dans sa propre famille même sa place est perdue et elle est devenue dangereuse et intolérable ; elle n'a qu'un seul salut, quitter sa maison et se laisser aller à la prostitution malgré elle.

Eh bien, il faut corriger dans l'avenir tout cela, il faut prendre en sérieuse considération la question du mariage, d'où émane toutes les calamités, tous les malheurs et toutes les maladies contagieuses.

Contre tous ces abus de la monogamie, la polygamie musulmane a obvié et a amené l'équilibre, l'harmonie sociale, à tel point que chez les turcs ce n'est plus les filles qui donnent la dot et achète le mari, mais au contraire c'est le mari qui donne la dot à la jeune mariée avant le mariage en faisant toutes les dépenses et les cadeaux, et un droit de virginité au moment de divorce dont le prix est fixé d'avance d'après l'échelle sociale de la fille.

Le musulman vénérant sa religion ne peut et ne doit jamais penser ni oser faire de l'adultère, c'est pour cela que nul part dans les pays musulmans il n'y a de maison de tolérance, la débauche n'y est pas permise, aucun gouvernement ne peut permettre, ni tolérer la prostitution sous aucune forme.

Voilà pourquoi la ville de Constantinople n'a aucune maison de prostitution musulmane et qu'aucun quartier musulman ne peut souffrir la présence des prostituées de quelle religion que ça soit.

Les (imam) prêtres musulman et les (muktar) conseillers de quartiers, aussi bien que tous les habitants d'un quartier jouissent de pleins pouvoirs de chasser du quartier toute femme prostituée, toute maison suspecte qui a osé déranger la tranquillité et la pudeur de ses habitants.

Le quartier est considéré comme souillé et sali.

Les lois musulmanes sont tellement sévères qu'aucun homme n'a le droit et ne peut jamais voir la femme d'autrui à pleine figure, laquelle est pour cela toujours couverte du voile de la chasteté et de la pudeur.

Dans les quartiers musulmans on a l'habitude de voir toujours devant soi et non aux balcons et aux fenêtres qui sont quand même couverts de grilles et de persiennes, et que dans l'Anatolie et en Arabie les maisons ont des fenêtres seulement sur la cour et jamais sur les rues.

Si une femme musulmane se fait voir à un homme sans voile, tête nue et cheveux dispersés à en pouvoir faire la description des traits de sa figure, elle perd les droits de son premier mariage et le second qui l'a vue à tous les droits après divorce de l'épouser.

Un musulman ne doit jamais parler de la femme d'un autre nul part.

La figure des femmes musulmanes étant toujours et partout, excepté dans le harem, voilée et que les femmes sortant rarement dans les rues et au marché, il est impossible d'avoir l'occasion de nouer des relations avec elles, parce que tout lieu d'amusement, toute place publique, toute réunion avec des hommes, sous quelle forme que ça soit, leur est strictement, sévèrement, absolument défendu et que la police y veille nuit et jour.

Le musulman ne peut jamais immaginer l'enfant bàtard.

Toute union qui donne un fruit, tout acte qui aboutit à la grossese et à l'enfant d'après leur loi est considéré comme légitime, par la cause que toute femme qui se donne à un autre que son mari est immédiatement et forcément divorcée du premier et considérée légitimement appartenir au second qui devient le père de l'enfant.

De la sorte, dans les lois musulmanes, il n'y a pas de place pour les enfants bâtards, et il n'y a pas d'enfants trouvés.

La femme musulmane est un bijou, un meuble précieux, ayant sa place fixe dans la maison et que le mari doit la trouver tout neuf et bien propre, comme les autres meubles toujours à sa place pour s'en servir au besoin.

Elle n'a qu'un seul devoir, c'est de plaire à son mari ; un seul souci, une seule pensée, c'est d'attirer à elle et à elle seule son mari.

Pour y arriver elle emploie nuit et jour tous les moyens et y arrive toujours.

Ses yeux ne sont éblouis que par la beauté de son mari, elle n'entend que la marche et la voix de son mari, elle ne peut imaginer le caractère des hommes que par celui de son mari.

Son idole, son idéal, c'est son mari.

Tandis que la femme chrétienne est un ustensile commun à la merci du premier accrocheur et du premier séducteur.

Les quartiers musulmans étant séparés de ceux des chrétiens et que toutes les fenêtres étant fermées et munies de persiennes, dans ces quartiers il est impossible de voir une femme à la fenêtre, de lui faire la cour et de déclarer son amour et par suite de pouvoir la tromper.

Ainsi, on peut demeurer dans un quartier musulman, y passer sa vie entière sans que les hommes puissent voir le bout des doigts des femmes des maisons voisines.

Jamais on ne peut savoir en route ou ailleurs, toutes étant voilées, quelles sont les femmes qui y passent, si elles sont belles ou non, vieilles ou jeunes.

Dans des conditions pareilles l'adultère est à jamais écarté, la prostitution patentée défendue sévèrement et la prostitution clandestine est devenue impossible.

Par la suite le mariage légitime deviendra de plus en plus abondant et forcé, et que les femmes, au contraire des femmes chrétiennes, sont très recherchées.

Toute demoiselle musulmane est considérée comme enfant, par suite elle est dévoilée jusqu'à l'âge des menstrues, une fois qu'elle a ses règles elle est considérée apte à se marier et elle ne peut plus ni rester, ni parler, ni se faire voir aux hommes excepté à son père et à ses frères qui sont, d'après leurs lois, les seuls qui ne puissent l'épouser.

Voici pourquoi le monde musulman s'alarme pour la propagation des maladies vénériennes à ses membres, et que des commissions sur commissions se forment d'après des ordres formels (iradé) de notre magnanime et soucieux de tout souverain, le sultan Abdul Hamid Han le IIe pour enrayer le mal et le déraciner.

ARTICLE DEUXIÈME

L'approche au moment des règles et de la grossesse.

Comme toutes les religions, mais plus sévèrement encore la religion musulmane défend l'approche de la femme au moment des règles et aux derniers mois de la grossesse.

La loi musulmane demandant la propreté en tout, a ordonné la propreté absolue de tout le corps, des linges, des habits, des ongles, des cheveux, de la barbe et des moustaches, et n'a pu tolérer cette saleté naturelle mensuelle, et que l'approche n'est permise à la femme turque qu'après les règles lorsque la femme forcément ira aux bains turcs se laver et se purifier ainsi qu'après quarante jours de l'accouchement.

CHAPITRE II

ARTICLE PREMIER

La religion musulmane ordonnée par principe d'Hygiène

1°. — La propreté sérieuse du corps.

Tout musulman doit forcément faire l'ablution, se laver cinq fois par jour, pour pouvoir faire sa prière.

Le sens propre de l'ablution consiste à se laver au savonade la bouche, les mains, les bras, les pieds, les jambes et la figure entière.

Ces ablutions ont des temps bien fixés d'avance, on doit se laver :

1° Avant le lever du soleil, au crépuscule ;

2° Avant et après avoir mangé, c'est-à-dire à midi ;

3° A l'après-midi ;

4° Au coucher du soleil ;

5° En se couchant.

Après ces cinq ablutions on doit immédiatement faire sa prière.

La loi musulmane ordonne de se laver et à être toujours propre après le contact de la moindre chose.

Par l'ablution qui est en même temps un massage et un lavage, une fois devenu propre et souple, on a le droit de se présenter devant le bon Dieu.

La prière musulmane diffère énormément de celle des chrétiens et se fait par prosternation qui amène le mouvement de tout le corps, parce qu'on doit alternativement se baisser tout entier par terre, se lever, fléchir le corps, le tronc, lever les mains, tourner la tête à droite et à gauche et encore plusieurs autres mouvements rythmés et bien calculés pour l'exercice corporel, et qui évite par suite plusieurs maladies connues, celles de l'estomac, des intestins, du thorax, la goutte et les névrasthénies de toute sorte.

La longévité est énorme chez les musulmans à la suite de cet exercice journalier et plusieurs fois répété.

Les chrétiens et les Européens voyant l'effet salutaire de cette prière l'ont copiée et en ont fait la gymnastique suédoise, nom très pompeux, mais copie fidèle de la religion musulmane.

ARTICLE DEUXIÈME

La propreté des vêtements et des habitations.

Excepté l'habit européen que les musulmans portent

dans les villes, l'habit musulman doit être fait des tissus qui puissent être lavés à tout moment.

L'habit musulman doit être large, souple, sans pouvoir gêner les plus petits mouvements. Jamais le musulman ne tolèrera un habit, un soulier ou un bonnet serré et étroit.

Le musulman comprend que pour qu'un habit soit hygiènique il doit obéir aveuglement aux formes et aux mouvements du corps, et non comme chez les européens faire obéir le corps à ses formes.

Voici la vraie cause pour laquelle le musulman ne se permettra jamais de porter ce casque dure que l'on appelle chapeau, qui donne sa forme préparée d'avance à celle de la pauvre tête du porteur et amène par le temps à la déformer complètement. Par sa compression amène comme conséquence la chute des cheveux, la calvitie, les congestions cérébrales et ces céphalées terribles, vrais tourments éternels.

La gêne de ces chapeaux est tellement claire que tout porteur du chapeau n'a qu'un seul souci, c'est d'arriver à quelque endroit pour l'ôter et se reposer. Tandis que l'innocent, léger et très hygiènique (fez) bonnet rouge turc est complètement exempt de tous ses inconvénients et que les porteurs le gardent partout avec vénération sur leur tête.

Je me permet d'avancer que la coutume et l'habitude de saluer quelqu'un en ôtant son chapeau n'est que la même gêne et que c'est une offense chez les musulmans, c'est une insulte d'ôter le bonnet en saluant quelqu'un parce qu'il n'en est nullement gêné.

Pour les souliers la même chose. Jamais un musulman n'est porteur d'un cor aux pieds ; ce clou de la civilisation est inconnu pour lui par ce qu'il ne peut jamais penser à la folie qu'ont plusieurs chrétiens de faire faire leurs souliers plus petits que les pieds qui les porteront.

Le turc pour la propreté porte toujours deux souliers l'un dans l'autre et que jamais un musulman ne se permet d'entrer dans une maison ou bien chez lui même, sans façon à l'européen, avec des souliers salis dans les rues.

Les Européens comprenant l'utilité et la nécessité la copiant en ont fabriqué les galoches en caoutchouc.

Le musulman une fois entrée dans la maison ôte ses souliers accessoires et monte proprement chez lui, et, ne s'arrêtant pas là, il change immédiatement ses vêtements de la rue et porte une espèce de robe que l'on appelle (Intari) qui est tellement légère et tellement souple qu'il se promène, s'asseoit sur son divan (minder) et tout son corps est immédiatement reposé, il n'a pas cette tyrannie atroce des chrétiens qui, même dans leur maison propre à eux, sont gênés et ne sont pas à leur aise.

Comment le voulez-vous avec ce chapeau lourd et dur, avec ces cols étroits et serrant, avec ces habits colants empêchant plusieurs mouvements, avec ces souliers étroits et par leur verni ne permettant pas la respiration des pieds les rendant insupportables, accroupis sur cette chaise aux mouvements trop restreints et cloués là-dessus.

Les maisons musulmanes sont grandes, vastes et spacieuses, ayant plusieurs chambres et souvent des jardins. Elles sont très propres, le parterre est brossé et lavé chaque matin, les rideaux, les stores, tout est lavé chaque semaine, d'autre part tout le monde portant des habits propres de l'intérieur, il n'y a pas moyen de salir les meubles.

Les lits, les matelats, les couvertures, les oreillers sont d'une propreté proverbiale, il faut les voir pour s'en former une idée.

Quant aux lieux d'aisance chez les Européens, d'après la position assise, c'est le foyer le plus alimenté des maladies vénériennes, d'où l'on peut se communiquer toutes ces maladies avec une facilité extrême.

ARTICLE TROISIÈME.

Le mariage immédiatement après l'âge adulte.

La religion musulmane ordonne le mariage immédiatement après l'âge adulte des deux sexes ; c'est pourquoi vous voyez chez eux des jeune gens, de vraies poupées, mariées, des jeunes mères être grand'mère à l'âge de 30-35 ans.

En Anatolie, les chrétiens aussi copiant plus ou moins les musulmans, on rencontre des filles de 12-15 ans mariées à des gosses de 16-18 ans.

En Anatolie il y a encore le mariage du berceau, c'est-à-dire les parents, les amis font les fiançailles lorsque leurs enfants sont encore au berceau, à peine de quelques mois, et qu'une fois l'âge adulte arrivé, tout petits on les marie.

La vie générale et particulière musulmane encourageant la vie familiale et les plaisirs de la maison est que les jeunes tout autour d'eux ne voyant que celle de leur famille, se marient facilement étant loin de l'expérience des plaisirs du dehors.

Comme dans toutes les choses dans les plaisirs aussi, lorsqu'on est une fois habituée aux amusements de la maison on ne trouve plus de goût, des plaisirs du dehors.

Les coutumes de l'Orient sont faites pour s'amuser dans les maisons, par suite pas de théâtres, de brasseries, etc.

ARTICLE QUATRIÈME.

L'épilation des poils de toutes les régions intimes.

La religion musulmane ne tolère les poils qu'à la figure et à la tête, et, là aussi, taillés très courts.

Aussi, les cheveux doivent être à peine tenus par la main, les moustaches coupées au niveau de la lèvre supérieure bien alignées pour qu'elles ne puissent entrer dans la bouche et être souillées par les mets.

La barbe doit être taillée courtement, de la longueur à pouvoir y passer le poignet. Quant à sa forme, la barbe doit toujours conserver la forme de la figure et jamais à l'Européenne pointue et autres.

Les cheveux des femmes sont toujours enlevés et cachés, même généralement, pour la propreté, teints par le (Kina) et d'autres.

Les autres régions du corps doivent être soigneusement rasées et dépourvues de poils, chez l'homme ainsi que chez celle, les aisselles, la région génito-urinaire, la région inguinale, testiculaire, anale, l'intérieur des pavillons des oreilles, du nez, sont toujours exemptes de poils.

Les ongles doivent toujours être coupées très courts, et jamais leur intervalle ne doit contenir la moindre impurité.

Pour l'épilation des régions intimes il y a des milliers de sorte de pâtes épilatoires plus ou moins aromatiques et en vogues qu'on emploie dans les harems et dans les bains.

Le rasoir est employé généralement par les hommes aux bains qui en sont toujours munis.

ARTICLE CINQUIÈME

L'ablution immédiatement après le coït.

Les musulmans doivent, hommes et femmes, forcément

se laver immédiatement après la fonction de l'acte génésique.

Les lois musulmanes ne tolèrent pas qu'après l'acte de coït on se couche tout salis. Elle ordonne qu'on se lave abondamment, que ça soit pendant le jour ou la nuit, d'abord les régions intimes et puis tout le corps pour pouvoir se coucher ou s'habiller après avoir changé tous les linges.

Pour cet usage, les maisons des riches sont toutes munies des bains turcs, celles des autres auront forcément une petite chambrette à côté de la chambre à coucher (Koussoulhané), pour pouvoir s'y rendre immédiatement après, se laver et changer les linges.

ARTICLE SIXIÈME

Le bain chaud du lendemain

Les musulmans ne se contentant pas de l'ablution chez eux après l'acte génésique, s'obligent à se rendre immédiatement le lendemain matin au bain chaud du quartier qui, après les fontaines et les mosquées, abondent dans les pays musulmans.

Tous les quartiers sont munis de ces bains à l'eau chaude et pure, toujours ouverts et à toute heure à la disposition de tout venu, où l'on fait des massages, on met des sangsues et on fait des saignées depuis des siècles.

Les femmes s'y rendent à l'après-midi.

Les chrétiens du pays aussi, sentant la nécessité de ces bains, s'y habituent petit à petit.

ARTICLE SEPTIÈME

L'Ablution anale, génitale, buccale, etc. chaque fois immédiatement après leur fonctionnement.

Le musulman ne peut jamais se rendre dans les lieux d'aisances sans se munir, se procurer de l'eau d'avance.

Une fois l'acte accompli, il se lave abondamment la région fonctionnée, s'essuie et sort.

Les musulmans ne peuvent jamais faire usage, ni après la fonction génésique, ni après la défécation, des torchons, des papiers et autres.

Le gland et la verge doivent être lavés et bien séchés après l'urination et jamais une goutte, une seule gouttelette d'urine ne doit toucher et salir le caleçon, ni se montrer au méat urinaire. Autrement le caleçon est considéré sali et par suite il doit être immédiatement remplacé par un autre bien propre.

Les lois leur ordonnent que là où on ne pourrait pas se procurer de l'eau pour cet usage, ils ne doivent jamais y rester faire leur besoin ; même dans le désert ils doivent, par force majeur, s'essuyer avec du sable bien propre.

Le musulman ne peut jamais faire sa prière s'il est sali comme les chrétiens.

Voici pourquoi la plus grande charité musulmane consiste de munir tous les lieux publics de mosquées, de fontaines et de bains pour pouvoir encourager les fidèles et leur faciliter la prière.

Tous les monarques et sultans ont orné les villes de ces monuments.

Si l'on tenait des statistiques, on verrait que tout musulman dépense 10-30 fois plus d'eau que tout chrétien. La comparaison ne doit pas vous paraître exagérée parce que le chrétien ne fait avec de l'eau que se débarbouiller le matin la figure et boire, en Europe on n'en boit même pas, et faire la lessive une fois par mois, tandis que tout acte des musulmans, tout mouvement, toute fonction chez eux demande de l'eau et de l'eau en abondance.

La religion musulmane défendant sévèrement les boissons alcooliques, le musulman ne boit que de l'eau.

C'est pour cette sainte cause de la salubrité et de l'hygiène publique qu'en entrant dans une ville d'Orient, les meilleurs monuments sont des mosquées pourvues de fontaines et de zibil.

Parmi ces fontaines aux places publiques, il y en a qui sont de vrais chefs-d'œuvre de l'architecture arabe et qui font l'admiration des touristes.

Qui donc parmi vous, Messieurs, dans vos voyages à Constantinople, en y entrant, de loin encore, n'a pas remarqué ces mosquées avec leurs tours (minaré) grandioses, qui sont le symbole de la grandeur et de la vénération.

Qui donc parmi vous n'a pas eu la curiosité d'entrer dans les mosquées : de Yeni-Djami, en face du pont; de Sultan Ahmed, sur la grande place d'Hippodrome; de Sainte-Sophie, à côte du vieux séraï de Bysance; de de Suléïmanié de Fatih, au-dessus de la Corne-d'Or et d'Eyoub, et de centaines d'autres qui ornent la ville. L'abondance de l'eau coulée par les centaines de robinets dans la cour de chacune de ces mosquées, que chaque croyant ouvre largement et en dépense à discrétion d'après ses besoins divers, et que les places et ces cours en abondent depuis le crépuscule jusqu'à la minuit.

Jamais un musulman ne vendra à un autre musulman de l'eau pour l'ablution, il le considère comme un vrai crime.

Qui donc parmi vous n'a pas remarqué et ne s'est pas arrêté pour admirer les fontaines publiques qui abondent les rues de Stamboul et dont quelques-unes sont des chefs-d'œuvre inimitables.

Comme la fontaine de Hamidié-Turbessi, près de la station de chemin de fer d'Orient-Express à Sirkedji; comme celle du sultan Mehmed, à la partie ouest de Sainte-Sophie, près de la porte de Triomphe du Vieux Séraï de Bysance; comme celle de Validé Djamissi à

Ak-Séraï, dont les reliefs en véritable or ont fait, par leur art et leur richesse, l'admiration de plusieurs touristes et ont été copiés par plusieurs d'eux et qui ont orné plusieurs revues illustrées européennes.

Quant à l'ablution buccale et autres, ils devront être toujours propres et lavés plusieurs fois, les dents rincées avec des brosses appropriées.

ARTICLE HUITIÈME

La circoncision

La religion musulmane étant basée sur l'hygiène a prévu et banni toutes les causes de souillure et d'infection. Pour cela ayant, par tous les moyens hygiéniques, cherché la propreté du corps, a ordonné aussi la propreté du gland par l'ablation du prépuce pour empêcher l'accumulation des matières sébacées, secrétées par les glandes de Tyson qui y sont volumineuses et qu'ils secrètent cette matière caséeuse très odorante et très abondante chez quelques individus, dont le contact prolongé forme un foyer de microbes à la moindre cause et devient une étuve à leur pullulation, surtout dans les pays chauds où des maladies sérieuses diverses du gland et du prépuce ont même amené la gangrène.

L'opération de la circonsicion se fait par des praticiens expérimentés sous le nom de circonciseurs (Sunnetdji) et qui se promènent d'un pays à un autre avec des pinces appropriées et un rasoir.

Leur manière opératoire consiste à couper le prépuce complètement en refoulant le gland en arrière et en pinçant bien le prépuce entre les deux mors des pinces, puis faisant glisser le rasoir par la partie antérieure des pinces de haut en bas.

De la sorte le prépuce est immédiatement coupé et détaché et l'opération terminée.

Quant au pansement d'après, on suit plus ou moins le pansement antiseptique pour en amener la cicatrisation par première intension.

Après l'opération, le gland est mis complètement à découvert n'ayant plus de prépuce pour le couvrir.

Cette opération fait partie des fêtes, des amusements et des grandes cérémonies qui durent une quinzaine de jours, pendant lesquels les enfants circoncisés qui sont accroupis sur leur lit sont amusés par des représentations théâtrales, des pierrots, des diners et des parties musicales.

La cérémonie de la circoncision est une cérémonie comme celle du baptême et de la première communion chez les chrétiens.

Généralement ces cérémonies se font par groupes et que lorsqu'un enfant d'une riche famille va être circoncisé, le pèro dépense pour la circoncision des enfants pauvres du quartier.

Tout le monde a admiré l'éclat de ces fêtes lorsqu'un des princes Impériaux a été circoncisé avant quelques années. Toute la ville de Constantinople a été pavoisée et était en grandes fêtes, les nuits avec des illuminations générales.

Tous les hôpitaux civils et militaires abondaient des enfants circoncisés. Des musulmans venus de tous les côtés de l'empire avaient leurs enfants circoncisés aux dépens de la Cassette particulière.

Les enfants circoncisés à Constantinople, seulement dans les hôpitaux, étaient au moins 50 à 60.000, exceptés ceux circoncisés à Smyrne, à Brousse, à Salonique, à Beyrouth, etc., etc., ainsi que dans tous les chefs-lieux des départements.

Les frais énormes étaient supportés par la Cassette particulière de notre généreux et charitable souverain sultan Abdul Hamid Han le IIe, qui, aimant faire tout en grand, a fait donner un tel éclat à ces fêtes et cérémonies que jamais pareilles n'avaient pas eu lieu jusqu'à ce jour-là.

Les lois musulmanes ordonnent la circoncision à tout enfant mâle jusqu'à l'âge de la puberté, c'est-à-dire qu'avant cet âge tout enfant musulman doit être forcément circoncisé.

Les variations anatomiques de l'épiderme du gland après la circoncision et les conséquences physiologiques et pathologiques qui en dérivent.

Le gland anatomiquement étant jusqu'à la circoncision muni d'un épithélium uniquement formé par un beau réseau élastique et un peu de tissu conjonctif, le tout confondu avec le derme de la muqueuse, formant une couche cornée très fine, lâche, molle et délicate et que cette épiderme couvre des papilles nerveuses très nombreuses et développées et les protège dans tout leur état d'extrême sensibilité.

Pour conserver encore mieux cette délicatesse, la nature y a fourni un gant qui est le prépuce.

Après la circoncision, ce gant naturel étant enlevé et l'épithélium du gland mis à découvert, l'épiderme ne peut plus garder cette délicatesse, étant exposé aux frottements journaliers et continuels et à l'air atmosphérique sans avoir son huile naturel, cette pommade conservatrice, c'est-à-dire les sécrétions sébacées.

Exposé de la sorte, l'épiderme du gland devient stratifié à plusieurs couches pavimentaux et perd toute cette finesse physiologique.

Quant aux papilles nerveuses extrêmement nombreuses dans le tissu du gland formant des saillies permanentes, des petites élevures de la sensibilité, hémisphériques qu'elles étaient deviennent, par la suite, comme les grandes papilles des mains et des pieds, coniques ou cylindriques.

Les extrémités libres de ces corpuscules de Malpighi qui étaient plongées jusqu'à la circoncision dans un tissu épithélial mou et lâche et entretenues dans cet état par les glandes sebacées de Tyson, deviennent, après la circoncision dures et corticales, perdant leur sensibilité extrême d'auparavant.

Sous l'influence du nouveau milieu, l'épiderme du gland devient le siège d'hypergénèse et avec une activité prodigieuse forme plusieurs couches pavimenteuses, stratifiées et corticales.

C'est pour celà que le gland des circoncisés n'a plus cet aspect luisant, huileux, lisse, vernissé d'auparavant, et qu'au contraire il est devenu rugueux, sec et un peu boursouflé.

La sensibilité de plus en plus émoussée, la grande érection continuelle des pays chauds, arrivant jusqu'au priapisme, se perd et le penchant illimité et la passion indomptable au coït se régularise.

Les lymphatiques de la muqueuse de l'urèthre qui se réunissent à ceux du gland et se jettent ensuite dans les ganglions inguinaux superficiels, ne sont plus aussi aptes et réguliers pour leur fonction.

L'épithélium pavimenteux et stratifié par sa nature s'il est intact sans coupure ni déchirure n'est pas attaquable par le pus des maladies vénériennes, c'est-à-dire que le gland, après la circoncision, étant devenu comme la peau si son épiderme modifié est intact, pas de contagion, si au contraire il y a érosion comme à la peau, il y a contagion immédiate.. C'est pour cela qu'on raconte rarement les chancres sur les parties dénudées du gland chez les musulmans.

Généralement la vaccination se fait chez eux aux endroits coupées par le rasoir, qu'ils ont l'habitude de s'adresser pour se débarrasser des poils de ces régions, comme le dos du pénis, à la région rasée pubienne, au sillon balano-prépucial, sur le pourtour de cicatrice prépuciale. Cette dernière cause est que quelquefois la circoncision n'étant pas bien faite il y reste une partie du prépuce tout autour de la base du gland.

Les maladies que la Circoncision préviennent sont nombreuses dont les principales sont :

Le phimosis, le paraphimosis, les abcès du gland par infection, l'union du prépuce au gland, l'ulcération et fétidité du prépuce etc., etc.

Quant aux maladies que la circoncision en amoindrit la chance elles sont encore beaucoup plus nombreuses, dont les principales sont :

1° Les chancres du gland.

2° Le penchant à l'onanisme ; par la perte d'irritation de la sécrétion des glandes sébacés.

3° Le priapisme par la diminution de l'érection à la suite de la sensibilité extrême émoussée.

CONCLUSION GÉNÉRALE

Si les musulmans obéissant à leurs lois religieuses ne s'aventouraient pas, ils seraient à jamais exempts de maladies vénériennes et contagieuses, et leur génération n'en subirait pas les conséquences terribles. Mais hélas se trouvant toujours dans les grandes villes en contact continuel avec l'élément chrétien, quelques jeunes gens s'adonnent aux aventures, attrappent les maladies et les communiquent à leur famille.

Pour la Turquie les causes principales de la propagation de la terrible maladie sont les guerres après lesquelles les malheureux soldats. l'amenant avec eux, l'ont introduit dans leur foyer, en ignorant complètement, l'allure, la marche et les conséquences terribles et ont causé des pertes irréparables. Dans quelques départements il y a eu de vraies épidémies de la syphilis, que le gouvernement alarmé, a envoyé plusieurs commissions médicales pour en arrêter la marche.

Sa Majesté, Notre Magnanime Souverain ne faisant que veiller au bonheur de ses sujets, a ordonné ces derniers jours que le chef-lieu de ces départements soit munis d'un hôpital de maladies vénériennes, et que les inspecteurs sanitaires vont dans les villages, arrêter et limiter le mal dans le foyer même.

Le budget a accordé pour les premiers frais la somme énorme de 1.000.000 de francs.

Nous espérons qu'avec des efforts inouis pareils, le mal sera conjuré dans très peu de temps, et que, d'une part, la propagation sera arrêtée et empêchée et la maladie sera éteinte sur place, et de l'autre, elle sera limitée aux porteurs seulement.

Il faut agir sérieusement pour ces épidémies et faire donner des traitements appropriés nouvellement inaugurés, et non distribuer des pillules, des sirops et de l'onguent de 500 ans pour perdre le temps le plus précieux.

Il faut traiter tous les habitants de ces villages sans distinction aucune, comme malade, pour pouvoir arriver au but et éteindre le mal le plus tôt possible, autrement les demi-mesures ne font rien.

La cause de la propagation de la syphilis parmi les turcs d'Anatolie n'est pas comme en Europe l'adultère et la débauche chez les musulmans de ces villages, mais bien l'ignorance qui sert à alimenter à tout instant le foyer éxistant, c'est-à-dire il est impossible de leur faire comprendre la contagion, et que ce petit chancre, cette petite ulcération, peut amener à sa suite des dégats terribles et irréparables.

Le foyer principal et peut être le seul, c'est Constantinople, principalement les deux quartiers très renommés pour leur contagion, quartier de (Kémer-Alti) et d'(Elma Dagh), le premier à Galata et le second à Péra-Tatavla.

Quelques autres grandes villes du littoral, Smyrne, Beyrouth et Salonique servent aussi comme foyers bien alimentés.

De toutes les parties de l'Europe et principalement de la Hongrie et de la Roumanie que des milliers de femmes publiques, infectées et ne pouvant plus exercer leur métier chez elles, viennent se réfugier dans ces villes et propager leur maladie à droite et à gauche.

La bestialité de ces femmes et leur amour pour l'argent est indescriptible, elles ne donnent aucune importance aux maladies qu'elles communiqueront aux clients ou en attrapperont, il suffit qu'ils payent.

Ah comme ce serait merveilleux dans les passeports de voyage, on signalait toujours avec les traits du visage son état des maladies contagieuses. De la sorte immédiament le mal sera découvert, traité, arrêté, et la propagation devenue impossible.

Les malheureux soldats tenant garnison dans ces villes sont contagionnés, et une fois leur service fini ils vont dans leur maison contaminer leur famille, sans prendre aucune mesure hygiénique.

Quant aux villes et surtout à Constantinople où le contact immédiat et continuel avec le monde chrétien chez qui la prostitution est permise et tolérée, la contamination est toujours alimentaire et vivifiée, et la propagation de ces maladies continue sa marche ascendante et le nombre de victimes augmente de jour en jour.

Tant que l'humanité existe, tant que le mariage sera une charge et une charge bien lourde, tant que le mari nourrira seul toute sa famille, tant que les gouvernements par des lois ne viendront pas à l'aide du malheureux père de famille en leur procurant du travail, en les allégeant de leur charge, la partageant si elle est lourde, et le protégeant de la misère pendant leur maladie, ces maladies régneront en maître, se propageront de plus en plus jusqu'à ce que tout le monde en soit attaqué et que les conséquences en soient amorties par la théorie de l'atténuation par petite dose.

Les spécialistes ont remarqué comme nous que la syphilis perd de jour en jour de son intensité, qu'elle n'a pas la cruauté et l'allure terribles du moyen âge, où tout malade devra forcément arriver à être estropié et infirme à jamais. Tandis qu'à présent votre ami en souffre et vous n'en savez rien.

On a également remarqué que les symptômes syphilitiques sont plus alarmants et qu'ils présentent plus de malignité dans les villages que dans les grandes villes, où tout le monde a plus où moins de parenté avec elle par contact, par hérédité et par traitements hydrargyriques antérieurs suivis pour différentes causes.

Si les assistances publiques se développaient et s'enrichissaient de plus en plus pour élever les enfants des pauvres, elles sauveraient sûrement plusieurs êtres de la future génération de la contagion et guériraient l'hérédité à temps.

Il est hors de doute aujourd'hui que la vie devenant de jour en jour, surtout dans les grandes villes, plus dure et plus pénible, plusieurs jeunes gens, les 90 % de la société actuelle, ne se marient pas, où ils se marient trop tard.

La cause en est la pénurie et la manque d'argent, parce que comment un jeune homme qui touche ou qui gagne 50-100-200 par mois et qu'il vit à son aise à l'état célibataire, peut il garder sa liberté d'action avec cette somme modique après le mariage ? Comment peut-il ouvrir, louer, meubler une maison, avoir des domestiques des bonnes, s'habiller, payer les robes de sa femme et de ses enfants et les nourir d'après les exigences atroces et éphémères de la société actuelle, comme il vivait étant célibataire avant sont mariage, sans tomber dans la misère et la misère noire ?

Comment voulez-vous qu'il ne cherche pas, malgré son honnêteté, tous les moyens possibles et imaginables pour amoindrir son malheur par des avortements, infanticides, empoisonnements, suicides, assassinat et d'autres licences plus abominables ?

Le mariage ayant deux côtés complètement opposés. L'un éminemment sensuel et amusant : l'acte du coït, et l'autre seulement de peines et de dépenses, le côté du ménage et de la procréation. Les jeunes gens d'aujourd'hui, encouragés par des lois, choisissent les plaisirs de l'acte du coït et rejettent les ennuies de la seconde,

Ils s'amusent et ne se marient pas.

Sachant d'avance que la question est très épineuse et complexe, malheureusement insoluble, et que le congrès de Bruxelles l'année passée résidé par les sommités et les éminences médicales de tous les pays, il serait téméraire d'avancer une idée là-dessus; mais pour ne pas passer sous silence complet, nous ajouterons ces quelques lignes :

Pour obvier à tous ces inconvénients et arriver plus ou moins à la prophylaxie des maladies vénériennes, nous nous basant sur notre expérience de 15 ans, nous émettons ceux qui suivent.

Prophylaxie des maladies vénériennes applicable dans l'état actuel de la société.

C'est vraiment fort étonnant de voir tous les gouvernements, avoir des ministres pour toutes les branches de l'administration, excepté pour la branche la plus indispensable qui est l'Hygiène Publique.

Dans le conseil des ministres, à côté de tous les ministres, il doit y avoir un ministre d'Hygiène Publique.

On me répondra qu'il n'en est pas besoin parce que l'Hygiène Publique est du domaine du ministère de l'intérieur, qui a ses conseils d'Hygiène Publique.

Imaginez un ministre qui n'est pas médecin, par suite pas compétant dans la matière, ne sachant le premier mot de l'Hygiène Publique.

Imaginez cet homme diriger au milieu de tant de soucis et d'affaires administratives, conservant la direction des milliers de branches d'affaires intérieures, avoir sur le dos une branche hors de sa compétence. N'est-ce pas que cette branche sera forcément oubliée, rejetée et dédaignée.

Eh bien, un pays qui ne se soucie pas de son hygiène publique, qui le rejète au second plan comme un péché capital, ressemble au banquier qui ne sait pas, dans quelles mains, dans quels périls, se trouve sa fortune. La population étant la fortune des gouvernements et que tous ses calculs, son budget devant être basés sur l'état de santé de cette population, comment voulez-vous que ces pays puissent être considérés forts et riches ?

1° Si sa population est décimée par des maladies épidémiques, contagieuses et sporadiques et qu'ils ne les connaissent pas ?

2° Comment voulez-vous que cette population puisse répondre facilement à tout impôt corporel et pécuniaire ? Si la population souffre par des maladies et qu'elle ne peut pas travailler sainement ?

3° Comment, vous lui imposerez des charges de plus en plus lourdes ?

4° Comment, vous lui demanderez à toute heure de l'argent pour combler vos déficits faits par les caprices des ministres, s'il est tombé dans la misère par ces maladies ?

5° Comment les ministres de la guerre se glorifient-t-ils en consultant les cahiers de l'état-major général, qu'on a des millions et des millions de soldats, si ces soldats sont incapables et infirmes ?

6° Comment ces ministres seront-ils au niveau de leur tâche, si la base, l'essentiel, le tout, la santé publique leur manque ?

7° Comment leur calcul sera juste si leur équation est complètement fausse ?

Tous les pays civilisés, tous les gouvernements européens sont dans cette état. Mais l'état sanitaire de la Russie, dit-on, est trop pitoyable, dont la population et l'armée est vraiement décimée par les maladies syphilitiques. Les médecins russes sont d'accord que les populations des grandes villes de la Russie souffrent dans une proportion allant de 10 à 22 pour 100.

Proportion énorme.

La Turquie, dont le centre est Constantinople qui est la ville qui souffre plus que les autres villes de l'Empire, la proportion n'a jamais pu monter au-dessus de 2 1/2 3 °/₀ de la population en générale, et au-dessous de 5 à 6 pour 100 de la population chrétienne. Grâce à la religion préservative musulmane.

Pour tout cela, après le premier ministre, dans chaque pays, le plus important ministre devra être le ministre de l'Hygiène Publique.

Il y a urgence de créer dans chaque pays un ministère de l'hygiène publique ayant sous ses ordres immédiats un Haut Conseil divisé en plusieurs sections :

1°	Section	de	maladies	contagieuses
2°	»	»	»	infectieuses
3°	»	»	»	épidémiques
4°	»	»	»	endémiques
5°	»	»	»	sporadiques
6°	»	»	»	saisonnières, etc. etc.

et que ces sections dirigées par des médecins au niveau de leur tâche, bien trempés dans leur science par des études assidues, soutenues et sérieuses et vraiment spécialistes dans leur branche, accompliront bien leur fonction, leur devoir sacré et seront respectables à tous les points de vue ; et que de la sorte la santé publique, la fortune du pays sera immédiatement améliorée, le niveau de l'infirmité et de la mortalité sera bientôt baissé, et le pays arrivera aussitôt à la richesse et à l'opulence de la population et de l'argent et sera sous tous les points de vue fort.

La première de ces sections qui est la section des maladies contagieuses qui nous intéresse ici, aura pour mission d'empêcher par tous les moyens la propagation des maladies vénériennes, et qu'alors qu'on peut espérer arriver à quelque chose de sérieux, en étouffant le mal dans son foyer dès son apparition.

Autrement jamais, par des demi-mesures d'aujourd'hui, on n'arrivera au but et que inutilement on débat la question de la propagation et de la prophylaxie dans des congrès internationaux, dans des journaux, depuis plusieurs années, sans en trouver une solution.

Le devoir de la section des maladies vénériennes consistera en ceux-ci :

1° Par l'intermédiaire de la police veiller nuit et jour à la vie des femmes suspectes,

2° Exiger un rapport médical de l'état d'existence ou non des maladies contagieuses pour tout voyage à l'intérieur ou à l'étranger pour la découvrir et en empêcher la propagation.

3° Traiter comme syphilitique toutes les jeunes et nouvelles prostituées dès les premiers jours. Il y a beaucoup de profit sans aucun danger à cette manière d'agir.

Le sérum antipesteux de Jersin, ainsi que plusieurs autres étant en même temps curatifs et prophylactifs pourquoi le traitement préventif de la syphilis n'aura pas de bons effets.

Partant de ce principe, nous avons inauguré avant trois ans la méthode préventive des maladies vénériennes à Constantinople dans nos cabinets spéciaux et dont les résultats sont très encourageants.

Nous avons inauguré deux sortes de méthodes de traitement préventif.

Première méthode :

Dans les 24 heures qui suivent le coït suspect le client vient, nous lui faisons un lavage complet à la solution de sublimé, remplissant et vidant deux ou trois fois la vessie pour prévenir la blennorrhagie, et puis pour avorter les chancres nous lavons avec une solution alcoolique au sublimé toutes les parties intimes qui puissent être touchées et infectées.

Pour cela, nous partons de ce principe que :

Les pus infectieux de la blennhorrhagie et des chancres à peine déposés n'amenant pas et ne donnant pas immédiatement lieu à ces maladies, pourquoi attendre, pour que la blennorrhagie et les chancres se montrent, pour agir et ainsi perdre un temps bien précieux, et ne pas immédiatement détruire sur place ces pus et arrêter sûrement les maladies?

Nos statistiques de ces trois ans nous montrent que nous sommes dans le vrai,et qu'aucun de nos clients n'est mécontent, qu'aucune fois nous n'étions trompés.

Deuxième méthode :

Les prostituées qui ne sont pas régulières et qu'après chaque coït elles ne peuvent pas se faire traiter par la première méthode par ce qu'elle est inapplicable pour elles, nous avons suivi une autre voie, pour elle au moins, pour les préserver de la syphilis, nous leur faisons une injection intra-musculaire au sérum artificiel bichlorurée chaque 10 à 15 jours.

Nous avons traité dans ces trois ans plus de 15 prostituées dont nous en avons perdu 12 sans pouvoir les revoir pour contrôler si elles ont attrappé par la suite la syphilis ou non, mais les trois dernières, que nous avons depuis trois ans sous traitement et en observation, en exerçant librement leur carrière, n'ont pas encore attrappé la syphilis, nous ne pouvons pas décider si le traitement a avorté leur syphilis contractée ou bien, depuis ces trois ans, elles n'ont pas encore, par leur bonne chance, couchées avec des syphilitiques pour la contracter.

C'est l'avenir et les observations nombreuses tenues pendant des années entières qui nous le dira !

Ce que nous voulons savoir c'est ceux-ci :

Les effets et les symptômes de la syphilis sont-ils exactement les mêmes sur les individus qui n'ont jamais pris et employé du mercure avant de la contracter, et sur des individus traités préventivement? Y a-t-il une différence. Dans ce cas quelle est cette différence?

4° Traiter sérieusement, sans retard, toutes les contaminées connues.

5° Recevoir des pharmaciens, journellement, la copie de toutes les recettes des maladies vénériennes et avertir immédiatement les médecins de ces recettes, les tenir absolument responsables de la propagation de la maladie par leur client.

6° Avoir dans tous les principaux quartiers, à la disposition des malades, des spécialistes gratuitement.

7° Faciliter par tous les moyens l'arrivée des malades gardant sévèrement le secret médical.

8° Ne chercher jamais connaître la personnalité et la vie privée des malades, ni attaquer leur amour-propre.

9° Instruire par des brochures appropriées, distribuées gratuitement, par des conférences répétées, les premiers éléments médicaux et hygiéniques pour leur préservation.

10° Tenir responsables les matrones des maisons publiques de la propagation de ces maladies à leurs clients, et les obliger d'examiner les organes génitaux des clients, qui est très facile pour les hommes a leur arrivée et ordonner de rejeter tout client présentant un écoulement ou une ulcération, de quelle nature qu'ils soient.

11° Ne permettre jamais à personne d'ouvrir une maison publique sans un dépôt d'argent servant dans les cas de la propagation, d'une part, à l'amende comme punition de leur inattention, et, de l'autre part, aux frais du traitement du contaminé. Ce dépôt servira aussi à élever le niveau des maisons publiques qui sont à présent de vrais bagnes à une misère noire.

12° Recevoir des lettres signées et anonymes déclarant et désignant un foyer de contamination.

13° Avertir secrètement tout individu malade de la responsabilité qu'il assume en propageant sa maladie, et exiger son traitement prompt et le nom de son médecin traitant.

14° Obliger chaque femme public d'avoir un appareil Esmarck dans sa chambre à coucher, tout près de son lit, suspendu à une hauteur et toujours rempli de solution avec laquelle elle doit se laver immédiatement après l'acte.

15° Distribuer hebdomadairement à chaque maison publique des paquets de permanganate, d'acide borique et des flacons de la solution de sublimé titrée.

16° Faire veiller par des inspecteurs à l'exécution ponctuelle de tous les ordres.

17° Ordonner l'examen bihebdomadaire, si ce n'est journalier, de toutes les prostituées, faire enregistrer aux carnets l'état de leur santé et recevoir une copie fidèle du rapport pour l'avoir au bureau central.

18° Exiger à avoir les portraits de toutes les prostituées, arrangés par maison, pour ne pas être trompé, comme à présent, au moment de l'inspection, et ne tolérer nullement l'absence sans permission d'avance d'aucune femme prostituée.

19° Tenir responsables sous tous les points de vue les inspecteurs de l'hygiène publique de la contamination des maisons confiées à leurs soins, et être très sévère et ne pardonner nullement si le malheur arrive.

20° Tenir responsables tous les propriétaires des maisons garnies et autres de l'avertissement immédiat des demeures et des noms des clients qu'ils reçoivent journellement, accompagné par leur carte de visite respective pour identité.

21° Mettre toujours les médecins du pays au courant des découvertes journalières et les traitements nouveaux, en les obligeant de la sorte de mettre de côté ces vielles méthodes de traitements barbares des siècles passés.

22° Avoir un organe hebdomadaire et mettre sous les yeux du public toutes les statistiques concernant ces maladies.

IMPRIMERIE F. DEVERDUN, BUZANÇAIS (INDRE)

www.ingramcontent.com/pod-product-compliance
Ingram Content Group UK Ltd.
Pitfield, Milton Keynes, MK11 3LW, UK
UKHW032001260826
14628UKWH00005B/2217